Dr Octave MONOD
ANCIEN EXTERNE DES HÔPITAUX
DE PARIS

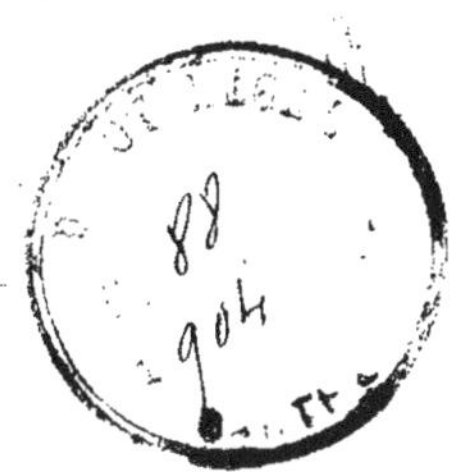

CONTRIBUTION A L'ÉTUDE

SUR

L'AVENIR DES CONVULSIFS INFANTILES

PARIS
Jules ROUSSET
1, rue Casimir-Delavigne
et 12, rue Monsieur-le-Prince
(anciennement 36, rue Serpente)
1904

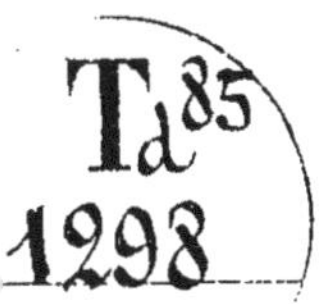

Dr Octave MONOD
ANCIEN EXTERNE DES HÔPITAUX
DE PARIS

CONTRIBUTION A L'ÉTUDE

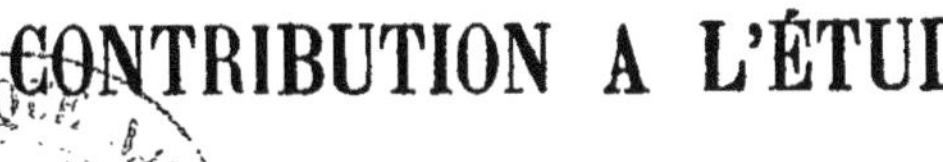

SUR

L'AVENIR DES CONVULSIFS INFANTILES

PARIS
Jules ROUSSET
1, RUE CASIMIR-DELAVIGNE
ET 12, RUE MONSIEUR-LE-PRINCE
(anciennement 36, rue Serpente)

1904

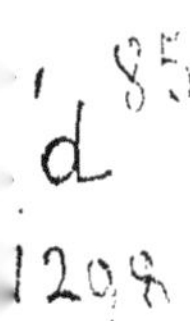

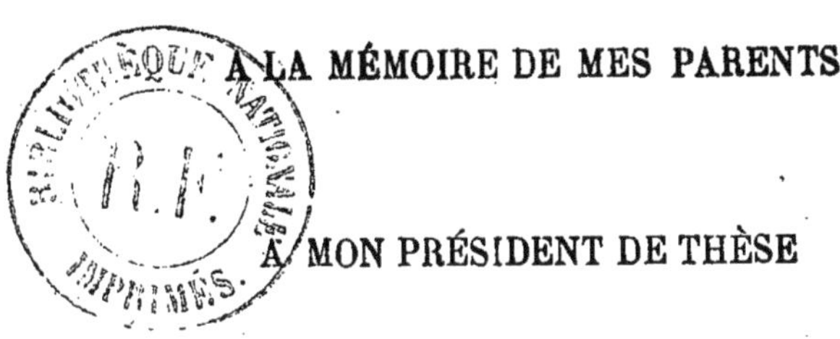

A LA MÉMOIRE DE MES PARENTS

A MON PRÉSIDENT DE THÈSE

MONSIEUR LE PROFESSEUR JOFFROY

PROFESSEUR A LA FACULTÉ DE MÉDECINE

MEMBRE DE L'ACADÉMIE DE MÉDECINE

CHEVALIER DE LA LÉGION D'HONNEUR

A MES MAITRES DANS LES HOPITAUX

Externat.

M. le Dr HEILLY, 1899, Enfants malades (In memoriam).
M. le Dr DESCROIZILLE, 1900, Enfants malades.
M. le Dr CHARLES MONOD, 1900-1901.
M. le Dr ARROU, 1900-1901.
M. le Dr FERNET, 1901-1902.
M. le Dr DUFOUR, 1901-1902.
M. le Dr WALTHER, 1902-1903.

Bénévole.

MM. les Drs LE DENTU, BARTH, MORESTIN.

INTRODUCTION

La question des rapports de l'épilepsie et des convulsions de l'enfance, est relativement récente. Ces dernières années grâce aux travaux de MM. Féré, Bourneville, Desforgues, Dufour, l'attention a été attirée sur ces faits. Sur le conseil de M. Dufour nous avons pensé qu'il serait utile de rechercher quel était l'avenir des convulsifs infantiles.

Dans ce but nous avons d'abord rappelé le fait, aujourd'hui bien connu, de la fréquence des convulsions de l'enfance chez les épileptiques vrais. Nous avons ensuite montré de quel intérêt était la recherche de ces convulsions dans les antécédents de l'épilepsie tardive, à accès unique ou à manifestations répétées et chez les éclamptiques ; l'importance que leur connaissance pouvait avoir au triple point de vue : diagnostic, pronostic et traitement. Enfin par un long exposé pathogénique et expérimental nous avons essayé de donner une interprétation de ces faits, aussi vraisemblable que possible.

Nous voulons avant d'aller plus loin, remercier notre maître M. Dufour qui a bien voulu nous guider de ses conseils éclairés et M. Bourneville qui a mis très obligeamment à notre disposition les observations de son service.

Enfin M. le Professeur Joffroy nous a fait le très grand honneur d'accepter la présidence de cette thèse. Qu'il veuille bien agréer nos respectueux remerciements.

CHAPITRE PREMIER

La fréquence des accidents convulsifs dans les antécédents des épileptiques a depuis longtemps attiré l'attention des médecins. Bien que certains auteurs aient persisté à ne voir dans ce fait qu'une coïncidence fortuite, la plupart d'entre eux reconnaissent aujourd'hui d'étroites relations entre ces deux ordres de phénomènes

J. Frank écrivait déjà en 1854 « Invadit autem morbus sacer, prœcipue, ea individua quæ obnoxia fuere, convulsionibus, tempore primæ dentitionis ».

Depuis lors les constatations se sont multipliées. Dans son Traité de l'Epilepsie, M. Féré cite la statistique de Moreau de Tours (1854), qui sur 240 épileptiques en trouvait 43 présentant des antécédents convulsifs, soit une moyenne de 18 0/0. M. Féré donne pour sa statistique personnelle le chiffre de 34 0/0.

Dansla réunion de la Sociétéde Neurologiedu6 juillet 1899, notre maître, M. Dufour, apportait des chiffres intéressants. A propos de ses recherches sur l'avenir des convulsifs infantiles il montrait qu'un certain nombre d'entre eux est destiné à présenter plus tard des accès de névrose comitiale. Dans cette même réunion M. Marie, qui déjà dans ses articles surla pathogénie de l'épilepsie en 1887 et en 1892, affirmait la grande fréquence des antécédents convulsifs chez les épileptiques, donnait le chiffre de 70 à 80 0/0 ; nous voilà loin de la moyenne de Moreau de Tours.

Nous avons cru utile de compulser à ce sujet les documents amassés depuis de nombreuses années à Bicêtre par M. Bourneville, documents qu'il a bien voulu mettre à notre disposition. Nous avons fait usage des opuscules qu'il publie chaque année sous le titre de « Recherches cliniques et thérapeutiques sur l'épilepsie, l'hystérie et l'idiotie » et qui sont en quelque sorte l'histoire de son service. Nous avons relevé les cas désignés sous le nom « d'Epilepsie idiopathique » au Tableau des *decès*. Notre statistique porte sur 10 années, comprises entre 1869 et 1889.

Relevé des épileptiques idiopathiques ayant présenté des convulsions dans l'enfance.

ANNÉES	AGE d'entrée à l'hôpital	AGE de l'époque des convulsions	AGE du début de l'épilepsie
1879 1880	21 ans	3 ans	17 ans
1881 »	41 ans 16 »	3 ans 9 »	13 ans 13 »
1882	néant	néant	néant
1883 » » » » » » » » » » »	10 ans 10 » 1/2 1 » 7 » 20 » 20 » 13 » 14 » 18 » 26 » 13 » 7 »	8 mois dans l'enfance 6 mois 4 ans 18 mois 2 ans 1/2 1 an 5 mois 15 mois 2 ans 15 jours 2 mois	4 ans 10 » 7 mois 5 ans 6 » 18 » 10 » 5 » 4 » 14 » 1 » 1 » 1/2
1884 » »	13 ans 48 » 21 »	20 mois 2 à 10 ans dans l'enfance	10 ans 17 » 6 »
1885 »	37 ans 15 »	3 à 6 ans 2 à 4 ans	14 ans 4 »
1886 » » »	13 ans 12 » 14 » 14 »	6 mois 3 jours 6 ans 1/2 6 mois	1 an 6 » 7 » 8 »
1887 » »	19 ans 9 » 16 »	2 ans 2 » dans l'enfance	18 ans 2 mois dans l'enfance
1888 » »	24 ans 22 » 42 »	10 mois 2 ans dans l'enfance	14 ans 15 » 20 »

Relevé des épileptiques idiopathiques ayant très probablement présenté des convulsions dans l'enfance.

ANNÉES	AGE	
	d'entrée à l'hôpital	du début de l'épilepsie
1879-80	45 ans	26 ans
»	71 »	69 »
»	55 »	?? »
1881	28 ans	18 ans
»	17 »	14 »
»	38 »	36 »
1882	50 ans	?? ans
1883	50 ans	31 ans
»	34 »	11 »
1884	65 ans	48 ans
1885	31 ans	15 ans
»	62 »	55 »
»	15 »	4 »
1886	59 ans	51 ans
»	24 »	9 »
»	43 »	41 »
1887	néant	néant
1888	62 ans	43 ans

Relevé des épileptiques idiopathiques n'ayant pas présenté de convulsions dans l'enfance.

ANNÉES	AGE	
	d'entrée à l'hôpital	du début de l'épilepsie
1879-80	51 ans	29 ans
»	41 »	18 »
1881	néant	néant
1882	41 ans	18 ans
1883	14 ans	14 ans
»	26 »	21 »
»	21 »	17 »
»	25 »	15 »
1884	15 ans	10 ans
»	31 »	13 »
1885	13 ans	13 ans
»	11 »	10 »
»	17 »	12 »
1886	17 ans	11 ans
»	31 »	17 »
»	13 »	6 »
1887	18 ans	12 ans
1888	42 ans	35 ans
»	15 »	6 »
»	25 »	7 »
»	18 »	9 » 1/2
»	27 »	15 »

En résumé :

Convulsifs avérés................	30
Convulsifs probables.............	17
Non convulsifs...................	21
Au total.........................	62

Ce qui fait si l'on prend 100 comme unité.

Convulsifs avérés.........	44,11 %
Douteux..................	25 %
Non convulsifs............	30,88 %

De la lecture de ces tableaux on peut déduire un certain nombre de faits intéressants.

La proportion des épileptiques chez lesquels on retrouve de façon certaine des convulsions est de 44 %, c'est-à-dire près de la moitié ; il s'agit, en général, de malades jeunes ayant, par conséquent, gardé un souvenir assez net de leur enfance ; d'ailleurs, les parents existent encore le plus souvent et peuvent donner au médecin des renseignements précis.

On voit également que le pourcentage des convulsifs infantiles classés comme *Probables* est élevé ; il est de 25 pour 100, c'est-à-dire le quart. Que l'on veuille bien se rapporter à nos tableaux, et l'on remarquera que les épileptiques sont pour la plupart déjà âgés. Un seul a 15 ans, un autre 17 ; deux ont de 20 à 30 ans ; tous les autres sont échelonnés entre 30 et 71 ans. Rien d'étonnant à ce que chez eux le souvenir de la première enfance soit obscurci et trop incertain pour donner une affirmation sur des faits remontant à une époque aussi lointaine. Plus de parents, le plus souvent, pour suppléer à cette défaillance de la mémoire. Mais ,comme l'interrogatoire de ces malades, les renseignements recueillis dans leur entourage laissaient supposer, toujours avec beaucoup de probabilités, la présence des convulsions dans leur enfance, nous en avons fait une classe à part. Ajoutés au chiffre des convulsifs avérés, nous obtenons une proportion de 69,11 °/° représentant, de façon presque certaine, le nombre des épileptiques ayant eu des convulsions dans l'enfance.

Il reste un chiffre de 30,88 °/° d'épileptiques non convulsifs, c'est-à-dire près d'un tiers. Mais doit-on accepter cette absence de convulsions comme non douteuse ? Qu'il nous suffise de faire remarquer que sur les 21 épileptiques de cette catégorie, l'un est âgé de 51 ans, deux de 41 ans, 1 de 42 ans, 2 de 31 ans et 5 de 20 à 30 ans. Ne pourrait-on pas appliquer ce que nous avons dit plus haut des défaillances de la mémoire ou du manque de renseignements à quelques-uns de ces cas, d'autant plus que l'on sait combien d'épileptiques sont des dégénérés au point de vue mental.

Enfin, dans plusieurs de ces observations, nous remarquons que l'enfant a été élevé en nourrice. Un phénomène, parfois aussi fugace que les convulsions, a pu passer inaperçu et rester ignoré des parents. La nourrice elle-même a souvent intérêt à cacher un accident qui pourrait être attribué à un manque de soins de sa part. Ignorance, dissimulation ou négligence, peuvent à bon droit nous rendre ce témoignage souvent suspect.

Ces restrictions faites, il reste néanmoins un certain nombre de cas où les parents ayant toujours gardé leur enfant auprès d'eux, nient formellement les antécédents convulsifs.

Toutefois, faisons encore remarquer que notre statistique porte sur des malades d'hôpital. Il est probable que si l'on faisait pour les malades de la ville le même pourcentage que pour ceux du service de M. Bourneville, on trouverait une moyenne encore plus élevée d'épileptiques ayant eu des convulsions du premier âge. C'est ce que disait d'ailleurs M. Marie dans son article de la *Semaine médicale*, sur la pathogénie de l'épilepsie (1892). « Il est certain que chez les « malades hospitalisés et parvenus à l'âge adulte, il devient « fort difficile d'obtenir des renseignements précis sur les « faits qui se sont passés dans leur première enfance.

« Chez les malades de la ville, surtout chez ceux qui n'ont « pas encore dépassé l'adolescence, dans presque tous les « cas, on peut retrouver les convulsions de la première « enfance. »

CHAPITRE II

Epilepsie tardive à accès unique ou à manifestations répétées, et éclampsie, dans leurs rapports avec les convulsions de l'enfance.

Nous désirons mettre en relief dans ce chapitre quelques faits intéressants, touchant les rapports des convulsions avec l'épilepsie tardive et l'éclampsie, et présentant une grande importance au triple point de vue : diagnostic, pronostic et traitement.

La statistique que nous avons publiée dans le chapitre précédent montre combien l'épilepsie tardive est relativement fréquente.

Longtemps, les classiques ne considérèrent comme dus

réellement à la névrose comitiale, que les accès ayant débuté avant la vingtième année. Toutes les manifestations à forme d'épilepsie idiopathique survenant, pour la première fois tardivement, étaient considérées comme relevant de l'hystérie. Eccheveria et Nothnagel proclamaient que l'épilepsie vraie ne peut débuter après la vingtième année.

Pour Lasègue, l'époque d'apparition de l'épilepsie vraie était en moyenne de 14 à 18 ans.

Aujourd'hui, nombreux sont les cas publiés, où la névrose est apparue tardivement chez l'adulte ou chez le vieillard.

Dans une statistique, Mendel donne le chiffre de 5,8 °/° pour les épilepsies ayant débuté après 40 ans. Maupaté l'a vue débuter après 30 ans, dans 15 à 20 °/° des cas.

Un assez grand nombre de faits ont été signalés où elle est apparue vers la soixantième année et même plus tard. Ce sont les cas qu'on a appelés « épilepsie sénile ».

Dans le livre de M. Féré on trouve un assez grand nombre d'observations d'epilepsie tardive.

M. H. Dufour nous en a communiqué obligeamment quelques-unes.

Observation I (1).

Mme S..., 64 ans. Epileptique vraie depuis l'âge de 50 ans. Antécédents héréditaires inconnus. Elle même à 2 ans, après une forte

(1) Toutes les malades dont nous parlons ont été vues par M. Dufour, qui a lui même constaté chez elles l'épilepsie.

émotion, a eu des crises convulsives violentes. Elle s'est guérie complètement et n'a plus présenté d'accidents nerveux jusqu'à la première attaque d'épilepsie survenue on ne sait pour quelle cause.

Observation II.

G..., 32 ans. Cette malade a eu des convulsions dans l'enfance. Elle souffre de maux de tête et de maux d'estomac. Il y a trois mois, elle a eu une crise de nerfs. Elle a perdu connaissance. mais n'urina pas sous elle et ne se mordit pas la langue. Mise en observation par M. Dufour, elle eut, sous ses yeux, une crise d'épilepsie non douteuse : Perte de connaissance, écume à la bouche, convulsions clowniques et toniques, relâchement du sphincter vésical.

Observation III.

D..., 32 ans, convulsions dans l'enfance. Depuis peu de temps, vertiges, avec chute comitiale.

Observation IV.

C..., 36 ans, polisseuse, est entrée à l'hôpital pour une dyspepsie nerveuse. Elle dit souffrir de l'estomac depuis le mois de novembre 1901. Ses douleurs sont localisées au creux de l'estomac et irradient vers l'épaule gauche; elles se manifestent aussitôt après l'ingestion des aliments et persistent très longtemps. Jamais, elle n'a eu de vomissements ni de mèlæna, assez souvent des pituites. Elle est habituellement constipée et souffre de maux de tête fréquents.

La malade n'a rien au poumon, rien au cœur.

Elle a eu une rétroversion utérine pour laquelle elle a été soignée, à l'Hôtel-Dieu, en novembre 1901. Depuis quelque temps, elle est sujette à des pertes de connaissance subites et totales ; la dernière fois, elle est restée étendue une demi-heure ; la crise finie, elle n'a souvenance de rien. Il y a un mois, elle a eu une crise comitiale légère. Si on l'interroge on apprend qu'elle a eu des convulsions dans son enfance.

Observation V.

P..., 42 ans, garçon de bureau, éthylique.

Ce malade a eu sa première crise d'épilepsie à 40 ans. En 3 ans, il a eu quatre crises avec un intervalle de deux ans entre les deux premières.

Nous n'avons pas de renseignements sur son enfance; la sœur du malade a eu des convulsions.

Observation VI.

M. W., 52 ans.

A eu des convulsions dans l'enfance au moment de sa dentition. A 52 ans, 10 jours après un érysipèle de la face, à la fin d'un déjeuner indigeste, la malade a fait une crise d'épilepsie. Les yeux se sont convulsés; la face est devenue très pâle, puis rouge; elle ne s'est pas mordu la langue et n'a pas perdu ses urines sous elle.

Observation VII.

M. F..., 52 ans.
A eu des convulsions dans l'enfance au moment de la dentition. A partir de 46 ans, époque de la menstruation, elle a du vertige et des absences presque tous les mois.

Observation VIII.

M. T..., 55 ans.
A eu des convulsions dans l'enfance. Cette femme a été soignée en février 1898, dans le service de M. le Pr Joffroy, pour neurasthénie aiguë. Les capsules d'extrait surrénal l'ont guérie. Elle est sortie de l'hôpital après quelques mois de traitement. L'année suivante, M. Dufour l'a vu faire une crise d'épilepsie qui ne s'est pas renouvelée.

Si l'on se reporte aux tableaux que nous publions dans le premier chapitre, on remarque que sur nos 68 épileptiques, 9 ont vu débuter leurs accès après 30 ans, ce qui fait une moyenne de 13,2 pour 100. Deux autres, âgés respectivement de 55 et 50 ans, virent également leurs accès apparaître très tard, mais sans en pouvoir préciser au juste la date. Si nous les ajoutons aux deux précédents, nous obtenons une moyenne de 16,1 0/0.

Mais il faut savoir que parmi les faits d'épilepsie tardive, il en est très souvent qui passent inaperçus où donnent lieu plutôt à une erreur de diagnostic. Et pourtant, il serait de première importance de reconnaître la nature exacte de ces phénomènes nerveux et de les rapporter à leur véritable cause.

Nous voulons parler de ces cas où un malade, en général adulte, jusque là indemne de tout accident comitial, fait à l'occasion d'une cause variable une attaque épileptique de nature non douteuse, attaque qui sera unique ou ne se répétera qu'un nombre fort limité de fois.

Notre Maître, M. Dufour a attiré l'attention sur ce sujet dans sa communication du 6 juillet 1899 à la Société de Neurologie, dont nous avons déjà parlé dans le chapitre précédent. Il rapporte 11 cas de malades ayant eu dans le courant de leur existence, à des époques quelquefois très éloignées, une ou deux crises épileptiques nettement caractérisées. Chez un malade notamment la crise s'était produite à 52 ans ; chez un autre à 62 ans. Ces crises étaient apparues inopinément à l'occasion d'un examen médical et particulièrement dans deux cas, au cours d'un toucher rectal et d'un cathétérisme de l'utérus.

Or, ce qu'il y a d'intéressant à noter, et nous y reviendrons plus loin au chapitre diagnostique, c'est que ces malades ont tous eu des convulsions dans l'enfance, et depuis cette époque, ils n'avaient présenté aucune manifestation rappelant de près ou de loin la névrose comitiale.

Parmi les cas de M. Dufour, il en est quelques-uns qui méritent également une attention particulière. Ce sont ceux dans lesquels l'accès comitial fit son apparition soit au cours de la grossesse, soit pendant l'accouchement, et toujours chez des malades ayant présenté des convulsions dans l'enfance.

Nous abordons ici une question fort intéressante, très controversée ou plutôt très mal connue et à peine ébauchée : celle des rapports de l'épilepsie et de l'éclampsie.

Cette affection, dont la pathogénie très incertaine encore, a soulevé bien des discussions, rattachée tour à tour à une névrose suraiguë, au mauvais fonctionnement du rein, à de l'urémie ou à de l'urinémie ; rapportée au contraire par d'autres à une véritable infection ou à une auto-intoxication ; cette affection, quelle que soit d'ailleurs sa cause, puerpérale ou urémique, présente, à n'en pas douter, dans certains cas, quelque parenté avec les convulsions de l'enfance.

Cette idée, d'ailleurs, n'est pas nouvelle. Déjà en 1804, Miquel dans son *Traité des convulsions chez les femmes enceintes* parle à ce propos d'une « *susceptibilité* » du cerveau. Dans les « *Studies on fonctionnal nervous discorders* », C. Handfield Jones parle d'une prédisposition indéterminée nécessaire chez les femmes et chez les enfants pour la manifestation des attaques épileptiques et éclamptiques. Trousseau dans ses cliniques dit dans le même sens :

« Il est certain que la susceptibilité nerveuse qui, chez cer-
« taines femmes, a pu se traduire dans l'enfance par des acci-
« dents convulsifs, plus tard par des phénomènes hysté-
« riques ou par des troubles plus ou moins bizarres de l'in-
« nervation, il est certain, dis-je, que cette sensibilité ner-
« veuse est une cause prédisposante dont la connaissance
« pourra préoccuper l'esprit du médecin ».

Ces assertions sont évidemment bien vagues et elles manquent de faits venant les appuyer; mais de nos jours, la question a été reprise. C'est surtout avec les recherches de M. Féré que l'on voit naître la préoccupation des antécédents héréditaires ou personnels, pour expliquer les accidents convulsifs postérieurs. Nous avons réuni quatre observations se rapportant à cette question ; deux sont extraites du beau livre de M. Féré, *l'épilepsie et les épileptiques* auquel nous avons déjà emprunté ailleurs ; nous publions, en outre, deux autres observations, l'une due à l'obligeance de M. Dufour, l'autre personnelle.

La première (1) nous montre une femme dont les antécédents héréditaires, imparfaitement connus, semblent chargés. A 6 ans elle fait une chute et se blesse au menton ; aussitôt elle est prise de convulsions, qui d'abord très fréquentes persistent pendant six mois avant de disparaître, puis le calme se rétablit, rien ne semble subsister de cette première manifestation, quand au cours d'une grossesse, on voit survenir des crises d'éclampsie.

Ce n'est pas là, semble-t-il, une simple coïncidence, car le fait n'est pas isolé. Une observation personnelle (2) nous montre un exemple analogue. Dans les antécédents héréditaires de Mme X, nous ne notons aucune tare névropathique ; au cours de la dentition elle fait des convulsions, qui assez violentes, se reproduisent à deux ou trois intervalles dans le cours de la même année. Elle guérit complètement et plus de vingt années se passent sans que nous notions aucun autre accident nerveux. Au cours d'une septième grossesse, la malade étant très épuisée moralement et physiquement fait une crise d'éclampsie, sans que, point intéressant à noter, à aucun moment le médecin traitant n'ait

(1) V. observation n° IX extrait de M. Féré « Epilepsie et épileptique » page 263.
(2) Observation n° X.

pu déceler la moindre trace d'albuminurie dans les urines par un examen méthodiquement fait tous les cinq jours. La prédisposition laissée par une première atteinte est ici moins accentuée que dans la précédente observation, aussi l'excitation des zones épileptogènes a-t-elle besoin d'être multipliée et accumulée pour provoquer la décharge.

Dans une troisième observation, communiquée par M. Dufour, nous voyons une femme également sans antécédents héréditaires névropathiques qui à l'âge de trois ans, fait des convulsions ; ici encore vingt années se passent sans qu'aucune autre nouvelle manifestation nerveuse vienne troubler le cours de l'existence. Cette femme devient enceinte, elle présente de l'albumine pendant sa grossesse ; vingt jours après ses couches elle a une crise d'épilepsie très nette.

Enfin, une quatrième observation de beaucoup la plus intéressante, empruntée à M. Féré, nous assistons à un réveil tardif de la prédisposition convulsive créée par une première atteinte dans l'enfance. Au cours de sa grossesse, Mme P, ancienne convulsive, fait de l'éclampsie ; les urines sont légèrement albumineuses ; la malade guérit de son éclampsie et reste épileptique. Ici la corrélation existant entre les trois termes, convulsions, éclampsie et épilepsie, est vraiment frappante.

Nous n'avons point pour but de discuter maintenant si l'éclampsie et l'épilepsie sont une seule et même chose, nous voulons seulement faire remarquer que dans les antécédents personnels du sujet, l'existence de convulsions dans l'enfance est importante à signaler, non seulement au point de vue de l'épilepsie, mais au point de vue de l'éclampsie. Si cette recherche était méthodiquement faite chez toute éclamptique, elle serait sans doute fréquemment positive ; mais jusqu'à présent, ce côté de la question semble avoir passé inaperçu.

C'est bien, je crois, l'opinion de M. Féré qui dit : « Si on « dépouille, comme je l'ai fait, les observations d'éclampsie « puerpérale publiées dans les thèses ou dans les recueils, « on est étonné de voir dans quel petit nombre de cas, les « auteurs, préoccupés du rôle de l'albuminurie et de l'intoxi- « cation urémique ou de la nature spéciale de l'éclampsie, « ont pris la peine de relever les antécédents ou même de « donner le nombre des accès, de sorte que ces observations « qui paraissent négatives, au point de vue de la prédispo- « sition et de l'identité des deux manifestations, n'ont pas « la moindre valeur (1). »

Enfin, il faut faire remarquer encore qu'on range sous le même nom d'éclampsie toutes les convulsions de la grossesse, quelle que soit leur nature, hystérique ou épileptique, ces dernières étant toujours d'un pronostic plus réservé.

(1) Féré « Epilepsie et Epileptiques », p. 286.

CHAPITRE III

Pathogénie

Les théories pathogéniques des crises convulsives et l'anatomie pathologique de l'épilepsie, encore si sommaire, il est vrai, viennent jeter un jour nouveau sur les faits cliniques dont nous avons parlé. Elles permettent, dans une certaine mesure, de les comprendre et par cela même, comme nous le verrons plus loin, elles apportent de nouvelles indications pour le diagnostic et pour le traitement de ces affections convulsives. Nous dirons d'abord quelques mots de la nature même de l'épilepsie ; nous passerons ensuite à l'exposé rapide des différentes théories pathogéniques.

L'idée de l'épilepsie-névrose, manifestation héréditaire le

plus souvent, due à une prédisposition individuelle sans lésion anatomique, autrefois admise sans conteste, perd chaque jour du terrain alors que le champ de l'épilepsie symptomatique dont la cause réside dans une affection locale ou générale, s'étend chaque jour.

Nombre d'auteurs vont plus loin dans ce sens : ils s'accordent à ne voir dans le mal comitial qu'un syndrôme épileptique, de cause et de symptomatologie variables.

L'épilepsie sans cause n'existe pour ainsi dire plus; l'épilepsie idiopathique devient synonyme d'épilepsie de cause inconnue. M. Féré admet que l'épilepsie est un syndrôme dépendant soit d'une malformation des centres nerveux : c'est l'épilepsie dite essentielle; soit d'une auto-intoxication : ce sont les accidents de forme épileptique que l'on observe au cours de la puerpuéralité et de l'urémie; soit enfin de lésions organiques très manifestes des centres nerveux: ce sont alors les accidents épileptiques causés par la sclérose cérébrale ou par une tumeur célébrale.

On conçoit dès lors comment cette malformation des centres nerveux peut être héréditaire; sans doute l'épilepsie peut être acquise, et nous verrons même tout à l'heure que pour certains auteurs il en est presque toujours ainsi. Pour M. Féré, dont nous exposonsici la théorie, l'hérédité est sans contredit le grand facteur de l'épilepsie. D'ailleurs, cette notion de l'hérédité n'est pas nouvelle : déjà van Swieten disait dans son langage imagé : « que le médecin n'est pas plus capable d'empêcher la maladie de se développer au temps marqué pour son évolution, qu'il ne peut s'opposer à ce que les dents et la barbe également déposés en germe dans l'enfant, ne poussent quand le moment est venu ».

La clinique et la physiologie viennent, semble-t-il, à l'appui, de cette manière de voir.

Nombreux sont les auteurs qui ont relevé la fréquence des affections nerveuses ou organiques dans les ascendants des épileptiques ; les statistiques que M. Féré donne dans son livre sur les épilepsies et les épileptiques sont nettement confirmatrices de ces faits. Le même auteur rapportant la statistique de Eccheverria montre que sur une série de 136 épileptiques mariés, on trouve dans les 533 enfants qu'ils ont eus, 195 morts de convulsions dans l'enfance, 78 épileptiques; 105 seulement sur les 533 sont bien portants; tous les autres présentent quelques manifestations nerveuses : aliénation mentale, paralysie, migraine, chorée, etc... Il semble que ce ne soit point là un simple effet du hasard.

De ces faits il faut rapprocher les expériences de Brown-Séquard qui montrent que des cobayes rendus artificiellement épileptiques peuvent donner naissance à des petits qui deviendront eux-mêmes épileptiques.

Luciani, lui aussi a prouvé la transmission héréditaire de l'épilepsie provoquée chez les animaux par des lésions irritatives du cerveau. Il fait couvrir une chienne opérée depuis 13 mois par un chien opéré depuis 3 ; ni l'un ni l'autre n'avaient encore eu d'attaques épileptiques. La chienne eut 8 petits dont 5 présentèrent à l'âge de cinq mois et à quelques jours d'intervalle des crises épileptiques très nettes, avec écume à la bouche et convulsions généralisées des quatre membres.

M. Féré, enfin a rapporté l'observation d'un homme qui devint épileptique à la suite d'un traumatisme sans qu'on relevât chez lui aucun antécédent héréditaire ou personnel. Cet individu, pendant qu'il était sujet aux accidents comitiaux, engendra une fille qui devint épileptique dès l'âge de six ans.

Voisin cite la prédisposition héréditaire dans 9 0/0 des cas et si on ne la retrouve pas plus souvent, c'est que les enfants d'épileptiques meurent souvent de convulsions en bas-âge.

Mais l'hérédité similaire, si fréquente soit-elle, doit encore céder le pas à l'hérédité de transformation ; c'est l'hérédité morbide, comprise dans son sens le plus large, qu'il faut incriminer pour expliquer toutes les classes de dégénérés, soit par malformation, soit par une nutrition ralentie ou altérée pendant la vie intra-utérine. Nous-mêmes, dans les observations si nombreuses et si détaillées que nous avons compulsées dans le service de M. Bourneville, avons pu constater combien l'hérédité des épileptiques est chargée. Cette manifestation héréditaire qui crée la « spasmophilie » n'est pas seulement le fait d'une dégénérescence, mais bien d'une lésion réelle du cerveau dont le substratum anatomique reste encore imprécis. Ce qui prouve ces faits, ce sont les particularités anatomiques et fonctionnelles des épileptiques nés. C'est ainsi que l'on note fréquemment chez eux l'asymétrie faciale dans la proportion de 91 sur 128 cas, dans une statistique de Garel ; la fréquence de l'apophyse lémurienne serait particulièrement remarquable ; les déformations du crâne, dues à des synostoses primitives sont de même souvent observées. Outre les lésions du squelette, on note des troubles fonctionnels : les tics, le bégaiement sont surtout fréquents ; enfin, il peut exister des anomalies de développement sur d'autres parties du corps, mais ces lésions ne présentent rien de spécial et on les retrouve dans toutes les dégénérescences.

On a beaucoup cherché, ces dernières années, les lésions

anatomiques propres à l'épilepsie. MM. Bourneville, Voisin, Wuillamié, signalent l'induration ou l'atrophie de certaines régions de l'encéphale et du mésocéphale ; Duguet a souvent relevé l'induration des olives bulbaires et du cervelet ; la sclérose de la corne d'Ammon a été fréquemment incriminée. MM. Bourneville et Brissaud ont décrit une sclérose hypertrophique ou tubéreuse du cerveau, localisée à la partie convexe des circonvolutions, rarement dans les sillons, et dont le volume peut atteindre celui d'une grosse noix. Chaslin enfin, à l'instigation de M. Féré, a étudié avec grand soin le cerveau de cinq épileptiques. Les trois premiers cerveaux avaient des lésions visibles à l'œil nu, portant sur les circonvolutions et la corne d'Ammon. Chez tous, l'examen microscopique a montré la présence de nombreuses fibrilles raides et d'une longueur indéterminée qui avaient envahi le tissu cérébral et particulièrement l'écorce grise ; c'est à cette disposition que l'auteur a donné le nom de sclérose névroglique ou de gliose. « Cet excès de production du tissu de soutènement, dit-il, me paraît devoir être attribué à une lésion de développement ou d'évolution, à cause du rôle important joué par l'hérédité dans l'épilepsie, et vu l'absence dans mes cas de signes d'inflammation très nette. L'épilepsie essentielle, quand il n'y a pas de lésions apparentes, est due à la prolifération de la névroglie. Dans la majorité des cas où il y a lésion apparente c'est encore la prolifération névroglique qui est la cause de l'épilepsie ».

Féré, Marie, Déjerine et d'autres encore on fait des constatations semblables. C'est ce qui a permis à Claus et van der Stricht d'écrire ces mots « l'épilepsie n'est pas une névrose, elle relève d'altérations anatomiques que l'imperfection de nos moyens d'investigation et surtout le défaut d'examen sérieux ne font pas toujours découvrir, mais qui n'en sont pas moins réelles. Nous ne pouvons nous faire à cette idée que des cellules cérébrales, dont la structure est si délicate, puissent donner lieu à des troubles fonctionnels aussi graves, sans qu'il y ait une altération ». François Frank, de son côté, met sur le compte de l'insuffisance des recherches tous ces cas d'épilepsie réputés sans lésion anatomique visible.

MM. Blocq et Marinesco ont, après M. Chaslin, étudié à nouveau ces questions. Pour eux, il n'existerait pas toujours de lésions appréciables des centres nerveux ; en tous cas, celles-ci sont très variables et les plus constantes, quand elles existent, ont pour siège la zone psycho-motrice. Contrairement aux idées de MM. Féré et Marie, ces auteurs pensent que la lésion cérébrale, loin d'être antérieure aux convulsions, est au contraire secondaire aux phénomènes vasculaires qui accompagnent la répétition des crises. L'on se trouve en présence de phénomènes de congestion et d'hyperactivité cérébrale, qui, agissant sur les individus tarés dans leur hérédité et présentant des signes de dégénérescence et un état mental particulier produisent la sclérose névroglique. Mais cette tare particulière, n'est-ce pas déjà quelque lésion que nos moyens d'investigation trop imparfaits ne permettent pas de découvrir? En définitive, c'est ce que ces auteurs semblent conclure, quand, terminant leur article, ils écrivent : « Nous serions disposés à admettre qu'il existe dans l'épilepsie essentielle une irritabilité anormale des zones cortico-motrices dont la condition anatomique *ne nous est pas connue* et que la mise en œuvre de cette excitabilité a pour effet des convulsions épileptiques ».

Comme MM. Féré et Chaslin, M. Marie admet l'existence de la sclérose névroglique et d'une façon plus générale l'existence d'une lésion cérébrale comme cause de l'épilepsie; mais pour lui cette lésion n'est point héréditaire, elle est acquise après la naissance et c'est dans les maladies infectieuses ou toxiques, si fréquentes dans le jeune âge, qu'il faudrait rechercher la cause de l'épilepsie. Les convulsions sont le signe extérieur qui permet d'affirmer que les centres nerveux ont été touchés. Secondairement, quelques mois ou quelques années après se montrera l'épilepsie.

N'oublions pas enfin que pour un certain nombre d'auteurs la vieille théorie de la psychose *sine materia* est la vraie; mais, de plus en plus, nous voyons cette opinion perdre du terrain. Peut-être, si nous ne trouvons pas de lésions, c'est que, suivant la judicieuse remarque de Gowers, il s'agit ici, non d'une maladie d'organe mais de tissu. Mais n'est-ce pas plutôt l'impuissance de nos moyens d'exploration qu'il faut incriminer ici ? Revenant à une plus juste appréciation des choses, on pourrait répéter ces paroles, par lesquelles M. le Pr Pierret commence sa leçon sur l'urémie à forme nerveuse: « Nous ne sommes plus au temps où les maladies du système nerveux se divisaient en deux classes bien distinctes ; celles qui dérivaient de lésions anatomiques bien définies et celles qui n'en laissaient soupçonner aucune. Ces dernières s'appelaient névroses et dans le domaine de la médecine générale faisaient pendant à cet ensemble de troubles intellectuels que les spécialistes appellent encore trop volontiers du nom de psychoses, parce qu'ils les croient *sine materia*, et caractérisées par des phénomènes purement fonctionnels. Ces timides substantifs, ces adverbes ambigus, et ces adjectifs gros de réticences, n'expriment, il faut le dire, que notre parfaite ignorance de ce qui est vrai et aussi la puérile vanité qui nous porte à mettre un mot vague au lieu et place des problèmes dont la trop lente recherche nous effraie. »

Ainsi, il résulte bien en dernière analyse que l'épilepsie, dite idiopathique, repose, au moins dans la majorité des cas, sur un substratum anatomique accessible à nos moyens de recherches. Mais, la lésion étant créée, sous quelle influence se reproduisent les crises convulsives ? Par suite de quel mécanisme un individu qui a eu de l'éclampsie infantile fera-t-il à nouveau des convulsions épileptiques, soit quelques années plus tard, soit même longtemps après ?

M. le Pr Joffroy, dans une leçon faite à l'asile Ste-Anne en novembre 1899, expose nettement la question.

Se basant sur des considérations de pathologie générale, M. le Pr Joffroy montre que les organismes possèdent souvent, du fait même de leur hérédité, ou parce qu'ils l'ont acquise une prédisposition toute particulière à réagir d'une façon qui leur est propre à l'occasion d'une même cause morbide. Il rappelle le cas des affections arthritiques ; goutte, gravelle, rhumastisme chronique, obésité, exéma.... « De « deux individus se livrant aux mêmes écarts de régime, « l'un fait un accès de goutte ; l'autre, pendant longtemps « demeure bien portant et finalement présente des accidents « différents. Pourquoi ? Parce que dans la famille du pre- « mier se rencontrent des obèses, des goutteux, des diabéti- « ques, des graveleux, tandis que dans celle du second ne « se trouve aucune maladie arthritique. Le premier est né « prédisposé à la goutte, le second a reçu de ses descen- « dants, un organisme réagissant différemment à l'égard des « mêmes excès. »

Il en est de même, dit M. Joffroy, pour certaines réactions nerveuses, en particulier les réactions à forme épileptique.

C'est de cette façon qu'il faut, semble-t-il, envisager la question. La notion des prédispositions héréditaires occupe une place importante dans la pathologie générale. C'est à cette légitime influence que répondent les mots si souvent employés de : famille arthritique, famille goutteuse, *famille névropathique*, etc. Evidemment, il ne faudrait pas se payer de mots et s'en tenir à cette simple constatation. Il faut chercher dans la clinique et l'expérimentation une explication plus scientifique de ces faits.

Dans sa leçon, M. le Pr Joffroy donne des exemples très typiques et très intéressants à propos de la reproduction chez un individu des crises épileptiques : « Un épileptique « n'ayant pas eu de crises depuis 7 ans, grâce à un traite« ment approprié et à une vie parfaitement tranquille et « régulière, semblait complètement guéri (je dis « semblait » « car Esquirol à fait, avec beaucoup de justesse, la re« marque que l'épilepsie ne guérit jamais), lorsque, à « l'occasion d'élections municipales il fut amené à boire en« tre ses repas quelques verres de vin. Le résultat ne se fit « pas longtemps attendre et une grande attaque épileptique « se produisit. Voilà donc un exemple très net d'attaque « épileptique provoquée par l'alcool chez un ancien comitial. »

« Dans une deuxième catégorie se placent ces sujets, « chez qui la première attaque épileptique est nettement « déterminée par un excès alcoolique.... C'était jusque là des « épileptiques latents, ils se sont révélés tout d'abord comme « des épileptiques alcooliques et se comportent dans certains « cas, dans l'avenir, comme des épileptiques essentiels. »

Or, fait banal, mais très important, nous savons que nombre d'alcooliques ne réagissent pas par des attaques épileptiques. Qu'est-ce à dire, sinon que les organismes ne répondent pas tous de la même façon à une même excitation. Évidemment, la raison de cette différenciation réside dans l'individu lui-même, dans une véritable dégénérescence d'origine presque toujours héréditaire. « L'alcool ne provoque de « convulsions que quand il agit sur un terrain présentant « une aptitude spéciale à réagir sous forme convulsive. » (Joffroy *loco citato*).

Il serait facile de multiplier ces exemples empruntés à l'alcool. L'absinthisme provoque chez certains individus des crises épileptiques, tandis qu'il reste inefficace chez d'autres. Des expériences sur les animaux ont confirmé en tous points ces faits : Des lapins, ayant reçu, en injection intra-veineuse, de l'urine, présentèrent, les uns de l'épilepsie, alors que les autres restaient absolument indemnes. Aussi, M. Joffroy considère-t-il les convulsions de l'enfance, qui sont si fréquentes dans les antécédents des épileptiques, comme une véritable réaction épileptique, survenant à l'occasion de causes diverses : maladies ou auto-infection. « C'est toujours, dit-il, la « même maladie épileptique, ou pour parler avec plus de « précision la même réaction épileptique » et plus loin en matière de conclusion. « Pour faire de l'épilepsie il faut une « aptitude spéciale, l'aptitude convulsive provenant d'une « déviation de l'organisme. En vertu de cette aptitude, « des attaques épileptiques se produisent sous l'influence « de causes qui sont sans effets analogues à l'égard d'orga- « nismes normaux. »

Certaines expériences de Brown-Séquard, dont nous avons

déjà parlé plus haut, réalisent également, de curieuse façon, la production de l'hyperexcitabilité, acquise d'abord, puis transmise héréditairement, des zones excito-motrices de l'écorce. Cet expérimentateur provoquait chez des cobayes une épilepsie durable en leur frappant sur le crâne à petits coups répétés, et voyait cette épilepsie se reproduire chez leurs descendants, par transmission de la tare nerveuse ainsi produite. Les traumatismes répétés avaient créé une habitude morbide qui avait survécu à leur disparition. De même que, dans certaines familles on voit des malformations se transmettre de générations en générations, de même on voit ici l'aptitude convulsive se transmettre des cobayes en expérience à leurs descendants.

Il est également assez curieux de rapprocher de ces faits les expériences de F. Frank. Cet auteur « ayant déterminé par une excitation auditive ou sensitive générale, chez un animal curarisé, un resserrement reflexe des vaisseaux des reins, de la rate, de l'intestin, des extrémités des membres, avec élévation de la pression et accélération du cœur, la même série des phénomènes se répèta, au même degré ou plus activement, une première fois « au début d'une 1/2 minute, puis plusieurs autres fois après trois, cinq, dix minutes. » On voit dans ce cas, les centres nerveux reproduire, à différentes reprises, sous la forme du type initial, une première manifestation réactionelle, alors que l'excitant n'est plus en jeu. Les centres ont, en quelque sorte, conservé un « souvenir » de l'impression première : par la suite, sous l'influence d'une cause légère ils ont réagi de la même façon un nombre indéterminé de fois, donnant la trompeuse apparence d'un véritable automatisme.

Il s'est produit quelque chose d'analogue à un « acte de mémoire », au sens que les psychologues attachent à ce mot. « Il « est évident, dit Maudsley, qu'il y a dans les centres nerveux « des résidus provenant des réactions motrices. Les mou« vements déterminés, ou effectués par un centre nerveux « particulier, laissent comme les idées, leurs résidus res« pectifs, qui répétés plusieurs fois s'organisent ou s'incar« nent si bien dans sa structure que les mouvements corres« pondants peuvent avoir lieu automatiquement... Quand « nous disons un résidu, une trace, un vestige, tout ce que « nous voulons dire c'est qu'il reste dans l'élément organique « un certain effet, un quelque chose qu'il retient et qui le « prédispose à fonctionner de nouveau de la même manière. »

Mais si, dans ces cas de rappel des idées, qui sont plutôt du domaine de la psycho-physiologie, ni le microscope, ni l'histologie, ni l'histochimie ne peuvent nous montrer de modifications organiques expliquant la permanence de l'impulsion première, il y a lieu de se demander s'il en est de même dans le cas de rappel des phénomènes convulsifs et épileptiques ?

Pour intéressantes que soient les considérations de la philosophie de la médecine et de la pathologie générale, elles sont peut-être insuffisantes. N'est-il pas possible de donner un substratun vraiment scientifique à cette tendance à reproduire les mêmes actes, tendance si fréquente dans la pathologie nerveuse et qui est l'essence même de l'épilepsie.

A ce sujet, nous trouvons une série de communications faites par M. le Pr Pierret, de Lyon, qui semblent apporter, à propos de faits analogues, quelques éclaircissements à la question. L'exposé historique de la question y est au complet.

En 1878, M. R. Tripier, de Lyon, voulant montrer que les paralysies liées à des lésions cérébrales ne guérissent complètement qu'en apparence, donne de la morphine à des chiens porteur de lésions supposées guéries ; le résidu parétique se trouvait alors exagéré et la lésion primitive redevenait apparente « Dans ces cas, disait M. Tripier, les « phénomènes morbides, paralysies, disparus depuis long-« temps, peuvent reparaître lorsque le malade est soumis à « certaines influences maladives ou médicamenteuses ».

En 1883, dans la thèse de son élève Bouvat, M. le Pr Pierret, applique à l'urémie convulsive la théorie à laquelle il a donné le nom de Théorie des Rappels. La localisation des troubles nerveux serait due à l'existence, en un point du territoire cérébral, de lésions antérieures s'accompagnant de rétrécissements vasculaires. Ceux-ci, par la suppression de la vis à tergo, provoqueraient une stase circulatoire, avec accumulation locale des toxines en circulation dans le sang, provoquant ainsi l'apparition de phénomènes nerveux systématisés.

Il apportait, en 1887, à la Société de Médecine de Lyon, un certain nombre d'observations venant à l'appui de sa théorie des rappels de symptômes, dus à des lésions antérieures réputées guéries, mais réapparaissant dans des circonstances diverses, morphinisme, urémie convulsive, surmenage, intoxications variées, ictus apoplectiforme.

Le 17 mai 1903, M. le Dr Devay, publiait dans la *Province Médicale*, comme venant à l'appui de la théorie de M. le Pr Pierret, une observation intéressante ayant toute la valeur d'une expérience. Un chien, ayant reçu une balle de carabine Flobert dans la tête, présenta, à la suite, des mouvements de manège à gauche, puis tomba dans le coma ; ensuite survint de la paralysie du train postérieur qui disparut progressivement ; au bout de deux mois, se produisit une crise d'épilepsie. Plus d'un an après, l'animal étant complètement guéri, l'auteur, sur les conseils de M. Pierret, reproduisit expérimentalement à l'aide d'une substance convulsivante, (essence de sauge) la série des phénomènes morbides qui avaient jadis suivi l'accident : crise épileptique, parésie du train postérieur. L'expérience fut renouvelée à plusieurs reprises et donna toujours les mêmes résultats.

C'est par cette même théorie, que M. Pierret dans un article du *Progrès Médical*, du 3 octobre 1896, explique les crises épileptiformes des paralytiques généraux. Il les rapporte à des intoxications passagères, d'origine gastro-intestinale, le plus souvent.

En somme, pour M. Pierret, tout malade porteur d'une cicatrice cérébrale, corticale ou non, peut prendre des paralysies transitoires ou des convulsions, souvent l'un et l'autre successivement, si dans le voisinage de sa cicatrice, s'accumulent des humeurs rendues toxiques par un poison *auquel il est sensible,* quel que soit d'ailleurs ce poison, d'origine exogène ou endogène. Les lésions peuvent reparaître sous forme paralytique ou convulsive, il n'y a là qu'une question de *qualité* de poison, laquelle varie comme effet suivant la formule humorale de chaque sujet. « Les sujets, porteurs d'une « lésion cérébrale, sont désormais sous le coup d'une pré- « disposition morbide. Ils ont, comme disait Lasègue dans « son langage imagé, perdu leur virginité cérébrale. »

Au Congrès de Grenoble, M. Pierret donne la même explication pathogénique pour la production des tics.

Faisant plus spécialement l'application de sa théorie aux convulsions et à l'épilepsie dite idiopathique, M. le Pr Pierret invoque, à propos des convulsions de la première enfance, les cicatrices d'anciennes encéphalites, comme une condition pathogénique des rappels convulsifs. De là, cette explication de la *succession trop fréquente des convulsions et de l'épilepsie.* Les cicatrices, les scléroses cérébrales de nature diverse et variable créent un lieu de moindre résistance où s'accumulent plus facilement les toxines qui semblent être dans un grand nombre de cas la cause provocatrice de la répétition des accès épileptiques. « Pour moi, dit M. Pierret, « l'épilepsie, dite idiopathique, n'est qu'un rappel devenu « permanent, par la répétition des actions toxiques et la ten« dance du système nerveux à prendre les bonnes et les « mauvaises habitudes. »

Cette théorie, qui a en sa faveur de nombreuses analogies, explique bien l'influence prépondérante exercée sur la répétition des accès, par les intoxications d'origine exogène (alcool essences) ou endogène (auto-intoxications, d'origine particulières, gastro-intestinales, toxiques, microbienne) et peut-être aussi par les actions reflexes, qu'il s'agisse d'épilepsie précoce ou tardive.

Mais comment expliquer la production, chez d'anciens convulsifs infantiles, d'un accès épileptique isolé, peut-être unique dans leur existence, à l'occasion d'une excitation trop vive, d'origine périphérique (toucher rectal, vaginal, comme dans les observations communiquées par M. Dufour à la Société de Neurologie) ? Il nous semble qu'ici l'application de la théorie soulève quelques difficultés. Nous faudra-t-il, dans ces cas, invoquer la théorie du dynamisme cellulaire ?

Empruntant aux physiciens l'expérience bien connue de la bouteille de Leyde, on a représenté les cellules de la zone motrice de l'écorce, chez les épileptiques, en état de potentiel nerveux très élevé. Il existe alors, au niveau des cellules, une instabilité telle qu'une excitation, même très faible, provoque fatalement la crise. Celle-ci consisterait en décharges successives de force nerveuse, se traduisant extérieurement par les diverses phases de l'accès. Peut-être faudrait-il ne voir dans ce rapprochement qu'une simple image, sur la valeur de laquelle il serait présomptueux de se prononcer affirmativement ?

Quoi qu'il en soit des diverses théories en présence, il semble bien qu'il y ait dans le cerveau des épileptiques, soit de façon héréditaire, soit de façon acquise, une véritable « épine cérébrale » suivant l'expression de M. Pierret, un lieu de moindre résistance prêt à réagir sous la plus légère influence.

Que la lésion présente une certaine importance, et l'on peut présumer qu'elle se traduira par la production précoce et répétée des accès convulsifs, puis épileptiques, sous l'effet de la moindre intoxication, ou d'une excitation périphérique, si peu intense soit-elle. L'épilepsie succède ainsi, à plus ou moins brève échéance, aux convulsions avec ou sans phénomènes intermédiaires dénonciateurs : c'est un cas sur la fréquence duquel nous avons longuement insisté.

Que la lésion soit peu marquée elle n'en aura pas moins toutes les chances de donner lieu à des manifestations convulsives dans l'enfance, par suite de la sensibilité réactionnelle très spéciale à cet âge, puis la lésion pourra rester silencieuse de longues années pour se manifester à nouveau tardivement, sous l'effet d'une cause épileptogène quelconque. Ce sont les cas d'épilepsie tardive ou sénile. Que cette cause devienne permanente, et l'on aura une épilepsie à accès répétés. Qu'elle soit simplement accidentelle, et l'on aura une épilepsie à accès unique ou de l'éclampsie.

Enfin, on peut envisager le cas où le malade atteint d'une lésion légère restera toute son existence à l'abri des causes épileptogènes et réalisera le type de ces anciens convulsifs chez lesquels on n'a jamais vu apparaître de manifestations épileptiques.

Observation IX (1).

Mme X..., femme de chambre, primipare. — Père alcoolique. — Six frères et sœurs sont morts jeunes (?). Deux avaient des convulsions. — A l'âge de 6 ans, Mme X.., étant tombée sur un vase de porcelaine, se blessa au menton. A la suite de cette blessure, elle fut prise de convulsions qui se renouvelèrent d'abord tous les jours, puis s'éloignèrent peu à peu pour disparaître au bout de 6 mois. Aucun trouble nerveux jusqu'à sa grossesse. — Au huitième mois, albuminurie, œdème ; au bout d'un mois, céphalalgie violente dans la matinée ; à trois heures, attaque d'éclampsie, qui se renouvelle deux fois, des phénomènes convulsifs continuent après l'accouchement (deux garçons). Morte de péritonite.

Observation X (Personnelle).

Mme X.., septième grossesse.

Son père est mort à la suite d'un accident à 60 ans passés ; bonne santé habituelle. Mère morte à 60 ans d'un néoplasme de l'estomac. Huit frères et sœurs bien portants ; une seulement a eu des convulsions dans l'enfance.

Notre malade a également eu des convulsions au moment de la dentition ; vers l'âge de deux ans, elle aurait eu deux crises la même année, à quatre mois d'intervalle chacune. Aucun autre

(1) Féré. Les Epilepsie et les Epileptiques. Obs. LXXI, page 263.

accident nerveux pendant la vie. Notre malade est d'une très bonne santé habituelle. Se marie à 23 ans et a 7 grossesses en 7 ans. A la dernière, elle est épuisée et à cette fatigue s'ajoutent encore des émotions morales occasionnées par la mort du père. — Dès le début de la grossesse, douleurs de têtes assez violentes ; somnolence, fatigues extrêmes. L'examen des urines, fait de bonne heure et méthodiquement tous les cinq jours, ne décèle pas la moindre trace d'albumine. Brusquement, vers le sixième mois de la grossesse, la malade est prise d'une attaque d'éclampsie. En se levant, fatiguée, elle veut faire effort pour se redresser, mais à peine debout elle pousse un cri et tombe en arrière sur le lit. La perte de connaissance complète a duré quelques minutes ; la malade revient à elle et n'a aucune souvenance de ce qui s'est passé. Le reste de la grossesse s'est effectué normalement. L'enfant est venu à terme, bien portant; l'accouchement fut normal mais très rapide, suivi d'une très forte hémorragie. La malade n'a plus jamais présenté d'accidents analogues.

Observation XI (Due à l'obligeance de M. Dufour).

Mme D.., 30 ans, sans antécédents héréditaires névropathiques. Père mort, on ignore de quoi. Mère morte de cancer du pylore. A trois ans, elle a eu des convulsions, ne peut dire sous quelle influence; depuis lors aucun accident nerveux. A 20 ans, légère atteinte de tuberculose. A 23 ans, se marie, devient enceinte. Grossesse normale sans incident sauf une légère albuminurie. Accouche à terme d'une enfant petite. 20 jours après les couches, crise d'épilepsie très nette Perte de connaissance, morsure de la langue, urine sous elle. Depuis lors, elle est restée neurasthénique, elle a des phobies.

(1) Féré Les Epilepsies et les Epileptiques Obs. XXV, Page 267.

Observation XII.

Mme P..., 22 ans. — Antécédents héréditaires : Son père a succombé à la suite d'un accident de voiture, à 32 ans ; se portait bien ; pas de renseignements sur ses ascendants. Un oncle paternel est sujet aux bronchites, se porte bien pour le reste, a trois enfants qui n'ont jamais eu d'accidents nerveux. — Sa mère a actuellement 46 ans. A été sujette, depuis l'âge de 16 ans jusqu'à 19 ans, à des vapeurs, à des crises de larmes, pas d'éclampsie. Une tante maternelle religieuse, paraît bien se porter. Un oncle maternel à un tic facial, il a deux jeunes enfants qui ont eu des convulsions. Un autre oncle maternel à 52 ans, est célibataire, excentrique, a eu des phénomènes de somnambulisme spontané (montait à cheval la nuit).

Mme P..., à un frère qui n'a jamais eu de maladies qu'une rougeole ; il est marié depuis deux ans, n'a pas d'enfant. Une sœur, plus jeune d'un an, a des crises d'étouffements ; il y a quelques mois, à la suite d'un amour contrarié, elle a fait une tentative de suicide par la vapeur de charbon à laquelle elle a failli succomber.

Mme P..., a eu des convulsions au moment de la première dentition. Depuis lors, jusqu'à sa grossesse, elle n'a pas été un jour malade ; elle est d'une intelligence moyenne, fort calme, n'avait jamais eu le moindre accident nerveux. Elle a été réglée à 16 ans, correctement, d'emblée et sans douleur. Elle s'est laissée marier à 18 ans à un homme pour lequel elle n'a jamais eu ni répugnance, ni affection.

Quatre mois après, devint enceinte. Pendant le premier mois de la grossesse, elle fut sujette à des vomissements très fréquents, puis tout alla bien jusqu'à la fin du huitième mois : elle commença à se plaindre d'enflure des jambes. M. le Dr Bellemère constata alors l'existence de l'albuminurie qui persista jusqu'à l'accouchement. Tout cependant alla assez bien jusqu'aux premières douleurs : Mme P... commença alors à s'exciter, et elle aurait eu un véritable accès de délire avec hallucination de l'ouïe, (elle entendait parler des personnes absentes et leur répondait), à la suite duquel survinrent des convulsions éclamptiques qui persistèrent pendant trois heures à peu près sans interruption, jusqu'à l'accouchement qui ne se termina que par le forceps. Les accidents convulsifs paraissent avoir cessé après la délivrance, et les suites des couches ont été des plus simples. Il était né un enfant mâle qui fut mis en nourrice, et elle fut rapidement en état de se remettre aux soins de son ménage. Tout allait bien, les règles étaient réapparues au bout de six semaines, quand, deux mois après l'accouchement (8 janvier 1881), le mari est réveillé au milieu de la nuit, à 3 heures du matin, par une secousse suivie de trépidations rapides ; le temps de faire de la lumière et les mouvements avaient cessé. Mme P..., ronflait, il s'écoulait de la bouche de la salive mousseuse et sanguinolente. Mme P... n'avait pas uriné, mais elle s'était fortement mordu la langue et elle en souffrit pendant plusieurs jours ; elle n'avait eu aucune connaissance de l'accident ; aussi ne s'en préoccupa-t-elle pas. Mais trois semaines plus tard, (le 6 février), en se préparant à son premier déjeuner, à huit heures, Mme P..., pousse tout à coup un grand cri, tombe en arrière de toute sa hauteur et offre tout les phénomènes de la grande attaque d'épilepsie; convulsions toniques et clowniques, morsure de la langue, miction involontaire, perte totale de la connaissance, sommeil de deux heures. La malade ignore complétement ce qui lui est arrivé ; il en est de même pour les attaques successives qui, pendant toute l'année 1881, se sont renouvelées à des intervalles variables de trois semaines à deux mois. Sous l'influence d'un traitement bromuré, institué à la fin de décembre, les attaques ne se reproduisirent pas pendant trois mois. Depuis lors, sous prétexte de troubles gastriques, le bromure, qui n'avait jamais été élevé aux doses de trois grammes par jour, fut pris irrégulièrement : les attaques revinrent ; elle en eut pendant le mois d'avril et en moyenne, deux par mois jusqu'au mois de mai 1883, toujours avec les mêmes caractères. C'est alors que nous eûmes l'occasion de voir cette malade ; nous portâmes la dose de bromure de potassium à quatre grammes par jour, et conseillâmes de ne jamais interrompre le médicament sous aucun prétexte.

Depuis lors, les attaques ont diminué, mais n'ont pas disparu ; du 12 mars au 28 novembre, elle en a encore eu trois, mais beaucoup moins fortes que les précédentes.

Au moment de l'éruption de ses premières dents, l'enfant de Mme P. a eu des convulsions. On le dit bien conformé, mais nous ne l'avons pas examiné directement.

Observation XIII. (1)

Homme de vingt et un ans, entre le 24 février, salle Andral, nº 7.

Ses antécédents de famille ne présentent rien à signaler.

Comme antécédents personnels il aurait eu dans son enfance des accidents cérébraux qui furent qualifiés de méningite, et le retinrent longtemps au lit. Jusqu'à l'âge de huit ans, il eut plusieurs fois des pertes de connaissance dont il ne peut préciser les modalités, ni la fréquence. Depuis, sa santé était devenue bonne.

Il travaille comme polisseur d'étain dequis cinq ans. Il eut pour la première fois, il y a trois ans, une attaque de colique de plomb, suivie de trois autres pour lesquelles il est venu se faire soigner à l'hôpital.

Depuis un ou deux mois, il a ressenti des troubles nerveux vagues, des étourdissements parfois suivis de pertes de connaissance de peu de durée. D'après les renseignements fournis, il ferait des excès alcooliques habituels.

Il y a quinze jours, il a été pris d'un accès de colique. Il a été purgé, les douleurs se sont notablement apaisées, mais il a persisté un état cérébral bizarre, avec obnubilation intellectuelle, et c'est pour cela qu'on l'amène à l'hôpital.

(1) Au moment de publier notre thèse paraît dans les bulletins et mémoires de la société médicale des Hôpitaux de Paris, une observation rapportée par M. Menetriez qui nous paraît conforme à la thèse que nous soutenons. On y voit un homme qui, à l'occasion d'une intoxication saturnine, fait un réveil convulsif d'une première manifestation de l'enfance.

État actuel (25 février). C'est un sujet de force et de taille moyennes ; peau et muqueuses pâles, faciès abruti, somnolence presque continuelle. Quand on l'interroge, il regarde fixement devant lui, sans avoir l'air de comprendre, et ce n'est qu'en répétant les questions qu'on arrive à tirer de lui quelques réponses, d'ailleurs peu précises et souvent contradictoires d'un moment à l'autre. Il n'accuse pas de douleur de tête ; le ventre est un peu douloureux à la pression, mais d'une façon vague et sans localisation précise. La paroi abdominale est dure et rétractée. Constipation. Liséré bleuâtre des gencives extrêmement marqué.

A l'examen du cœur, léger galop au premier temps. Dans la poitrine quelques râles sibilants disséminés. Pas de troubles nerveux, sensitifs ou sensoriels. Réflexes normaux. Température, 37°3.

Le pouls est dur, l'artère résistante sous le doigt ; la tension artérielle prise au sphygmomanomètre de Potain est de 26.

Les urines examinées par addition d'acide nitrique ne renferment pas d'albumine. Traitement : purgation à l'eau-de-vie allemande. régime lacté.

Le 26 *février*. La purgation a déterminé des selles diarrhéïques assez abondantes, l'état cérébral est le même.

27 *février*. Nouvel examen des urines, pas d'albumine. La tension artérielle est de 30.

Dans la nuit du 27 au 28, le malade a eu pour la première fois depuis son entrée une crise convulsive assez violente pour le faire tomber de son lit. Elle n'a duré que quelques minutes et a été suivie de somnolence avec respiration bruyante et stertoreuse.

Le lendemain 28 février, la tension artérielle est redescendue à 26.

Les urines recueillies du 28 février à midi jusqu'au 1er mars à pareille heure ont été remises, pour être analysées, à M. Meillère, pharmacien en chef de l'hôpital Tenon, qui a bien voulu nous remettre la note suivante :

Volume, 2,150 ; densité, 1010 ; point de congélation, Δ = 65 ; urée pour 1000 = 7, 45 ; coefficient azoturique, 79,4 ; chlorures p. 1000, 11,80 ; résidu sec p. 1000, 18,40 ; acide phosphorique p. 1000, 1,35 ; sucre, néant ; albumine, traces non dosables ; plomb p. 1000, 0 gr. 0003. Réaction amphotérique avec tendance à l'alcalinité.

La comparaison entre le poids du résidu sec, 18,40 et la somme des éléments dosés, urée, chlorure, montre la presque égalité, des deux chiffres ; conclusion : le rein ne laisse passer que les sels et les matières azotées très diffusibles. »

Dans la nuit du 1er au 2 mars, deux nouvelles crises convulsives se sont produites. Ces crises sont de peu de durée ; d'après les renseignements fournis par l'infirmière de veille, le malade renverse fortement la tête en arrière, les yeux sont fixes, hagards et saillants, la bouche se tord vers la gauche, puis les membres supérieurs, d'abord raides, sont pris de secousses convulsives, le malade pousse quelques cris et tombe dans un état demi-comateux avec stertor.

Il meurt dans la matinée du 2 mars sans avoir repris connaissance.

CHAPITRE IV

CONCLUSIONS

Cherchons en terminant quelles conclusions nous sommes en droit de tirer de notre étude. Les faits cliniques sont aujourd'hui nombreux qui montrent, d'une façon indiscutable, la fréquence des convulsions dans les antécédents héréditaires des épileptiques ; les statistiques que nous avons rapportées, établissent nettement ces faits, que nous avons cherché à expliquer par les différentes théories pathogéniques.

En conséquence, lorsque chez un enfant nous verrons survenir, soit au cours d'une maladie infectieuse, rougeole, scarlatine, variole, soit au cours d'une auto-intoxication, gastro-intestinale, urémique ou autre, soit enfin pour une cause quelconque, dentition, lésion cutanée etc., des convulsions, nous serons en droit de craindre pour un avenir, plus ou moins lointain, de l'épilepsie ou chez les femmes des phénomènes éclamptiques pendant la grossesse. Nous ne voulons cependant pas dire que tous les convulsifs sont des épileptiques, il est bien certain que parmi l'immense quantité d'enfants qui ont eu des convulsions dans le premier âge, la plupart ne présentent plus jamais, au cours de leur existence, de manifestation névropathique ; car les convulsions semblent ne pas traduire toujours une lésion du cerveau acquise ou héréditaire, mais n'être souvent qu'un mode réactionnel très particulier à la première enfance. L'hypertonicité est si évidente chez le nouveau-né que par simple compression du plexus brachial, Hochsinguer l'a affirmé, on peut faire naître chez lui une « myotonie » c'est-à-dire une contracture indolore et permanente dans un des fléchisseurs de l'avant-bras.

Mais si les convulsions ne donnent pas toujours lieu à de l'épilepsie, du moins on peut dire que chez les individus qui plus tard font de l'épilepsie, les convulsions qu'on a retrouvées, si fréquemment dans leur enfance étaient déjà la manifestation du mal comitial. Parfois, ils arrivent sans transition de l'un à l'autre. Généralement, les choses se passent ainsi : les convulsions apparaissent dans les premiers jours ou bien à 6 ou 7 mois ; c'est seulement plusieurs années après, deux, cinq, six ans que survient l'épilepsie, mais même dans ces cas il est fréquemment possible à un examen attentif, de découvrir quelques petits faits souvent négligés, tels que cauchemars, inintelligence, tics, et qui forment l'intermédiaire entre les deux grandes manifestations convulsives.

M. Féré, nous l'avons vu plus haut, admet que les convulsions,apparues dans l'enfance chez les épileptiques, sont de nature épileptique. « Il n'y a, dit cet auteur, aucune bonne raison de distinguer les convulsions infantiles de l'épilepsie, et de soutenir que l'épilepsie est rare ou n'existe pas chez les enfants : c'est au contraire chez eux qu'elle est le plus fréquente ».

Pour M. Marie, la convulsion de l'enfance, chez ceux qui font plus tard de l'épilepsie, est la première manifestation du mal comitial, ou plutôt l'une et l'autre dérivent d'une même cause, maladie infectieuse ou toxique; la convulsion est le syndrôme indiquant que le système nerveux a été touché plus ou moins profondément par l'infection, capable d'y laisser une trace durable qui se traduira plus tard par de l'épilepsie.

C'est la même idée que nous avons vu soutenir par M. le Pr Joffroy dans la leçon que nous avons citée. Parlant de la coïncidence fréquente des convulsions et de l'épilepsie chez un même sujet, M. Joffroy ajoute « les faits ce genre ont déjà frappé certains auteurs (Féré, Bourneville, Desforgue, Dufour) et ont permis de considérer les convulsions de l'enfance comme une véritable réaction épileptique survenant à l'occasion d'une maladie infectieuse ou d'une auto-intoxication »

Nous avons vu encore se dégager les mêmes données de la théorie de M. Pierret que nous avons longuement exposée, l'épilepsie n'étant qu'un rappel devenu permanent par la répétition des actions toxiques et par l'aptitude qu'a le cerveau de fixer les bonnes et les mauvaises habitudes.

Nous avons parlé enfin, dans le courant de notre thése, de ces cas, plus nombreux qu'on ne l'a cru jusqu'ici, d'épilepsie tardive à manifestation unique, dans l'enfance desquels on a retrouvé des convulsions ; de même encore, nous avons attiré l'attention sur ces réveils de la prédisposition convulsive, créé par une première atteinte, au cours de la grossesse, l'éclampsie n'étant dans ce cas qu'une manifestation épileptique.

Ces faits, on ne saurait le nier, ont une importance certaine au triple point de vue : diagnostic, pronostic et traitement.

Au point de vue diagnostique d'abord : on sait en effet combien souvent le diagnostic, entre la grande attaque d'épilepsie convulsive et l'attaque d'hystérie, est difficile. Aucun signe vraiment pathognomonique. Dans un cas comme dans l'autre on peut retrouver des signes précurseurs éloignés, tels que tristesse, irritabilité, besoin d'agitation, mouvements brusques, accentués, pesanteur de tête, congestion céphalique, etc. Dans la grande attaque d'hystérie on retrouve le cri initial de l'épilepsie ; les convulsions reproduisent la période tonique de l'attaque comitiale Les mouvements clowniques et les attitudes passionnelles, en général l'apanage de l'hystérie peuvent cependant manquer dans ces cas et au contraire, se montrer dans l'épilepsie; de même en 'est-il des stigmates permanents, de l'hémianesthésie sensitivo-sensorielle, des points douloureux ovariens ou autres. L'automatisme ambulatoire, Voisin l'a montré, peut exister dans les deux cas; ainsi de l'apoplexie hystérique (1) et des phénomènes pupillaires. Barié a montré que la température peut s'élever dans les crises d'hystérie. Enfin, on sait que l'inversion de la formule des phosphates proposée par Gilles de la Tourette, comme moyen diagnostique, est très discutée par Voisin et Féré.

(1) Debove et Achard.

Il n'existe donc pas dans certains cas de symptômes absolument sûrs permettant de porter un diagnostic ferme.

C'est dans ces cas surtout, que la notion des convulsions infantiles sera vraiment d'un grand secours. M. Dufour a en effet montré combien rares sont les convulsions dans les antécédents personnels des hystériques. Sur 35 hystériques, plus ou moins gravement atteints, ayant à côté de stigmates permanents des épisodes paroxystiques tels que des crises ou du délire, deux ont eu des convulsions, mais en plus de l'hystérie, ils avaient de l'épilepsie vraie ; deux autres ayant eu également des convulsions, présentaient des manifestations nerveuses, « que, dit l'auteur, la prudence nous a engagé à rattacher à l'hystérie. » Les 31 autres n'avaient jamais eu de convulsions dans l'enfance.

Ces faits sont nets, et ils montrent bien l'importance qu'il y a à faire cette recherche chez tous les individus présentant des crises convulsives.

Cette notion des convulsions, si longtemps négligée, a encore son importance chez l'éclamptique. Là, suivant la juste remarque de M. Féré, il est probable que l'on confond sous le même nom d'éclampsie puerpérale, toutes les convulsions sérielles qui se produisent pendant la puerpéralité. L'éclampsie infantile permet de rapporter sa part à chacune de ces manifestations.

Qu'on se rappelle maintenant la gravité de l'épilepsie par rapport à l'hystérie et l'on comprendra l'intérêt qu'il y a à rechercher les convulsions pour porter ce pronostic.

Enfin, au point de vue du traitement, de tout ce que nous avons dit se dégagent deux faits importants :

1° Etant donnée la tendance des convulsifs infantiles à faire de l'épilepsie, il faudra mettre tout en œuvre pour éviter, chez un enfant, l'apparition des convulsions, si son hérédité peut les faire redouter, et pour éviter leur répétition si elles se sont déjà produites.

2° Lorsque la connaissance de l'éclampsie infantile nous aura permis de faire le diagnostic de l'épilepsie tardive, au lieu et place de l'hystérie et de l'éclampsie ordinaire un traitement spécial s'impose, faire éviter au malade toute cause pouvant ramener la crise, telles qu'intoxication, infection, mauvaise hygiène, alcoolisme, surmenage.

BIBLIOGRAPHIE

BOURNEVILLE. — Etudes cliniques et thérapeutiques 1879-1889, *Progrès Médical.*

BOUVAT. — Essai sur l'urémie délirante, *Thèse-Lyon*, 1883.

BLOCQ et MARINESCO. — Sur les lésions et la pathogénie de l'épilepsie dite essentielle. *Semaine méd.* 1892, p. 445.

BROWN-SÉQUARD. — Faits nouveaux établissant l'extrême fréquence de la transmission par hérédité d'états organiques morbides, produits accidentellement chez les ascendants (mars 1882).

CHASLIN. — Note sur l'anatomie pathologique de l'épilepsie dite essentielle. *Soc. de biologie*, 1889. *Journal des connaissances Méd.*, 1889.

DUFOUR. — Considérations cliniques sur l'avenir des convulsifs infantiles (Communication à la *Société de Neurologie*, 6 juil. 1899.

DUGUET. — Trois faits de sclérose du cervelet observés chez des épileptiques. (*Bull. Anat. Soc.* 1865).

ECCHEVERIA. — On epilepsy, *New-York*, 1870. Hereditariness of epilepsies (*Journal of mental science*, oct. 1880).

F. Frank. — Leçons sur les fonctions motrices du cerveau 1887. — Répétition spontanée à longs intervalles des reactions réflexes provoquées une première fois par excitation sensitivo sensorielle ou psychique (Travail du laboratoire de physiologie pathologique des Hautes Études).

Ch. Féré. — Les épilepsies et les épileptiques, 1890.

C. Handfield-Jones. — Studies on fonctionnal nervous discorders Londres, 1870.

Joffroy. — De l'aptitude convulsive. — Des rapports de l'alcoolisme et de l'absinthisme avec l'épilepsie (Leçon faite à l'asile Ste-Anne, nov. 1899. *Gazette hebdomadaire de med. et de Chir.*, 11 fév. 1900).

Lasègue. — De l'epilepsie par malformation du crâne (*Annales méd. psych.*, 1877. t. XVIII.

Marie. — Sur la pathogénie de l'épilepsie. — Note sur l'étiologie de l'épilepsie (*Progrès méd.*, 1887, p. 333. — Infection et épilepsie (*Semaine méd.* 1892, p. 282).

Maudsley. — Physiologie de l'esprit. Traduction de Herzen.

Miquel. — Traité des convulsions chez les femmes enceintes, 1824.

De Montgolfier. — Contribution à l'étude des convulsions de l'enfance considérées spécialement au point de vue de l'hérédité. *Lyon-Thèse*, 1883.

Nothnagel. — Epilepsie. Article du Handbuch de Ziemssen. — Eclampsie. (*Handbuch de Ziemssen*, t. XIV), 1878.

Pierret. — Symptômes urémiques localisés (*Progrès méd.* juin 1896). — Des états convulsifs en général (*Semaine méd.* 1896, p. 121). — L'urémie à forme nerveuse (*Progrès méd.*, 4 juillet 1896). — Les attaques épileptiformes et apoplectiformes de paralytiques généraux (*Prog. méd.*, 3 oct. 1896). — Pathologie des cicatrices cérébrospinales ; leur rôle dans la réapparition des symptômes nerveux localisés chez des malades soumis à des intoxications de causes variables. (Communication au Congrès de Rome 1894). — Communication à la *Société de médecine de Lyon*, 1887). — Présentation sur les tics. Congrès de Grenoble 1902.

Ribot. — Les maladies de la mémoire 1901.

Trousseau. — Cliniques médicales de l'Hôtel-Dieu, 4e édit. 1873 t. II.

Tripier R. — Phénomènes observés sur le chien après l'ablation d'une portion du girus sygmoïde (*Congrès international de Genève*, 1878).

VOISIN. — L'épilepsie (article du *Dict. de méd. et de chir. pratique*).

WUILLAMIÉ. — De l'épilepsie dans l'hémiplégie spasmodique infantile. *Thèse*, 1882.

D'ESPINE. — La convulsion chez l'enfant. Causes. Symptômes. diagnostic. — Congrès français de médecine de Toulouse, 1902.

Paris. — Imprimerie de l'Institut de Bibliographie. — IV-1904. — N° 1479.

www.ingramcontent.com/pod-product-compliance
Ingram Content Group UK Ltd.
Pitfield, Milton Keynes, MK11 3LW, UK
UKHW020344220726
13923UKWH00004B/1554